DU

CHARBON DE TERRE

considéré

COMME PRÉSERVATIF

DU

CHOLÉRA-MORBUS;

Par le Docteur Lucas,

Médecin dans le quartier le plus pauvre d'Orléans.

Quod vidi, refero.

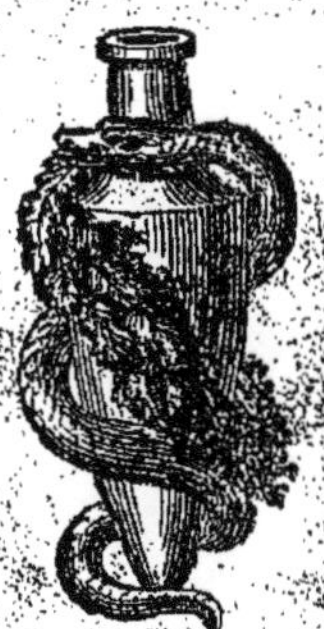

ORLÉANS.

IMPRIMERIE DE DANICOURT-HUET.

1833

DU

CHARBON DE TERRE

CONSIDÉRÉ

COMME PRÉSERVATIF

DU

CHOLÉRA - MORBUS;

PAR LE DOCTEUR LUCAS,

MÉDECIN DANS LE QUARTIER LE PLUS PAUVRE D'ORLÉANS.

Quod vidi, refero.

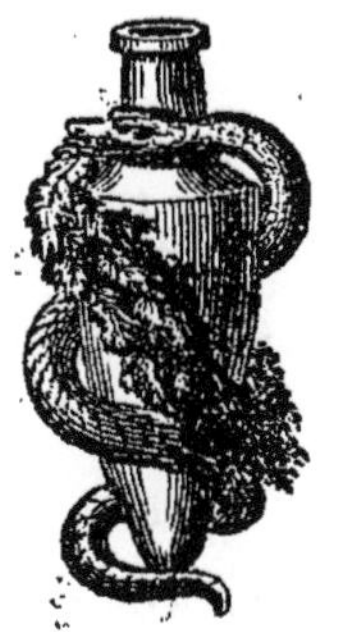

ORLÉANS.

IMPRIMERIE DE DANICOURT-HUET.

1833.

AVANT-PROPOS.

La marche ordinaire du choléra-morbus, qui presque toujours a reparu dans les pays qu'il avait une fois envahis, et surtout l'observation récente de diarrhées, de vomissemens, de lipothymies chez des individus qui ont eu le choléra, et dans des chambres qui en rappellent les plus pénibles souvenirs, peuvent faire craindre une réapparition plus ou moins prochaine du fléau qui a pesé sur nous durant plus de six mois. Dans de telles circonstances, je regarde comme un devoir envers l'humanité de faire connaître au public médical les expériences que j'ai faites sur la combustion du charbon de terre comme moyen de neutraliser l'influence épidémique. Ces expériences ont tout le caractère d'authenticité possible, car elles n'ont point été faites dans des lieux isolés, mais au contraire dans les cours de maisons très-peuplées, dans les rues mêmes, et toujours en présence de nombreux témoins. J'ose donc croire qu'après la lecture de ce mémoire, les hommes consciencieux ne rangeront plus cet agent parmi tant d'autres vantés par le charlatanisme et la crédulité, et que s'ils ne jugent pas encore devoir en faire usage, le cas échéant, au moins ils ne m'empêcheront plus, en le discréditant, d'en continuer l'emploi.

Avant d'entrer en matière à ce sujet, il est une autre série de faits que, dans l'intérêt de la vérité, je ne dois point passer sous silence; car si l'utilité de la combustion du charbon de terre ne me paraît pas douteuse, il est d'autres moyens auxiliaires que je n'ai point négligés pour parvenir plus sûrement à préserver du choléra ceux qui m'étaient confiés.

CONSIDÉRATIONS

De la diarrhée.

On n'a pas oublié quelle épouvante causait le choléra-morbus, lorsqu'il était encore à plusieurs centaines de lieues de nous, avec quelle anxiété on comptait les pas qu'il faisait vers la France. On eût dit d'un monstre qui s'avançait gueule béante pour tout dévorer. Il éclate à Paris ; les journaux et les correspondances particulières, les voyageurs qui fuient, et les médecins qui y sont allés, s'accordent à nous faire les plus sinistres récits de ses ravages. Il saisissait brusquement, et souvent au milieu de la nuit, et tous ceux qui en étaient atteints périssaient. Cependant on convint bientôt qu'il débutait le plus ordinairement par la diarrhée. Dans la séance de l'académie de médecine du 15 mai, à l'appui de ce que venait de dire M. Andral, que les prodrômes diarrhéiques étaient très-fréquens, M. Devilliers ajouta que sur cinq cent trente-huit personnes qu'il avait vues mourir du choléra, quatre cent vingt avaient éprouvé d'abord des diarrhées. Je ne crus pas ce chiffre exact; tous les premiers malades que j'avais vus avaient eu la diarrhée d'avance, et lorsqu'on voit un phénomène nouveau se reproduire quinze ou vingt fois sans interruption, il est probable qu'il se reproduira toujours. Aussi, lorsque, dans les premiers jours de mai, ma bonne mère m'écrivait une lettre d'adieux, comme si j'eusse été voué à une mort certaine, j'eus le bonheur de pouvoir lui répondre que ce terrible *Croquemitaine* (qu'on me passe cette expression d'une lettre), qui depuis si long-temps nous faisait peur, était bien au fond des plus accommodans, qu'il prévenait toujours son monde, qu'il s'annonçait par la diarrhée, et qu'il y avait un moyen facile de l'arrêter à ce début. Cette assertion pouvait être alors hasardée, mais une expérience de tous les jours est venue la confirmer, et bientôt il ne me resta plus qu'à faire partager ma conviction.

C'est dans ce but que j'écrivis chaque jour, à la vue de tous, sur le registre des cholériques, la date de la diarrhée à côté de celle du choléra complet. J'ai consigné environ cent cinquante malades ayant au moins diarrhée, vomissemens et crampes, et sur ce nombre, un seul a été pris peut-être simultanément de tous ces symptômes. Je dis peut-être, car, à mon grand regret, je ne l'ai point interrogé lui-même, j'ai cru sa mère sur parole. D'ailleurs le sujet de cette observation était dans des circonstances tout exceptionnelles. C'était une fille de onze ans, nerveuse, mal vêtue, mal nourrie, tourmentée par des vers, couchée elle cinquième dans une chambre étroite près d'un cholérique. Un autre fut pris en même temps de vomissemens et de diarrhée; mais c'était si peu le choléra, qu'il n'en continua pas moins durant cinq heures un travail musculaire pénible. Alors les crampes s'étant fait sentir, il rentra chez lui pour se mettre au lit.

Plusieurs ont eu des crampes avant la diarrhée; mais ces crampes étaient habituelles bien avant l'épidémie. En voici un exemple : Un homme de soixante ans, logeur de gens du plus bas étage, grand amateur de vin blanc, éprouvait des crampes presque toutes les nuits, et souvent le jour depuis trente-trois ans, lorsqu'il fut pris d'une diarrhée qu'il ne soigna pas. Deux jours après, les vomissemens étant survenus, je fus appelé. Les évacuations n'avaient pas encore cessé d'être jaunes ou verdâtres ; le pouls était bon, les extrémités nullement refroidies, la voix et les yeux dans l'état normal; je prescrivis quinze gouttes de laudanum liquide de Sydenham par quart de lavement à la décoction de têtes de pavots; dès le second lavement la diarrhée fut arrêtée; l'extrait gommeux d'opium à petite dose, et la glace, calmèrent les vomissemens. Chose remarquable, les crampes ne se sont plus fait sentir depuis. Si dans ce cas la maladie eût suivi sa marche ascendante, pourrait-on dire que le choléra a commencé par des crampes, qui datent d'un tiers de siècle ?

Un honorable confrère a aussi, pendant quelque temps, annoté la date de la diarrhée, et plus d'une fois il a signalé des invasions brusques. Mais, comme il arrive toujours entre gens de bonne foi, une explication a suffi pour nous mettre d'accord. Il m'a dit qu'il entendait par choléra brusque celui qui n'était pas annoncé par la diarrhée plus d'une demi-journée d'avance.

Mais, dira-t-on, on a parlé partout de choléras subits ! Les journaux en ont assez retenti !!.... Cela ne viendrait-il pas de ce qu'on s'imagine jeter plus d'intérêt sur la victime, en disant qu'elle a été frappée comme d'un coup de foudre? Entre autres faits, en voici quelques-uns qui pourront aider à résoudre cette question :

Le 26 juin je fus appelé pour un sieur A. R., qui

venait, m'assurait-on, d'être pris brusquement du choléra, à deux heures du matin. Arrivé près du malade, je
ne lui demandai point s'il avait été pris brusquement, mais
depuis quand il avait la diarrhée. Elle avait commencé la
veille à cinq heures. Il avait cru qu'elle le soulageait, et ne
s'en était pas plaint.

Le dimanche 26 août, je fus prié d'aller voir la veuve
G., âgée de 79 ans. Comme elle était à toute extré-
mité, je dis aux parens qu'au lieu d'attendre si tard
ils auraient dû m'appeler lorsque leur mère n'avait encore
que la diarrhée. Tous répondirent à la fois qu'elle avait été
prise tout-à-coup la veille à dix heures du soir, qu'elle
n'avait point eu de dévoiement, qu'elle se portait bien
auparavant. Heureusement il restait encore assez de forces
à l'agonisante pour qu'elle pût répondre à ma question.
Elle me dit qu'elle avait le dévoiement depuis le jeudi,
c'est-à-dire depuis trois jours. Les parens affirmèrent
qu'elle ne savait plus ce qu'elle disait. Je réiterai ma question. Ils ne pouvaient revenir de leur étonnement, lorsqu'ils lui entendirent répéter pour la seconde fois la
même réponse, que je n'avais point dictée.

Voilà probablement l'histoire de bien des choléras subits
qui répandent l'épouvante, et pourtant le premier malade
avait eu neuf heures et le second plus de deux jours
pour combattre la diarrhée et songer à se soustraire au
choléra.

On dit que des ouvriers l'outil à la main, des cultiva-
teurs conduisant leur charrue, sont tombés sans vie. En
tout temps il y a eu des morts subites, et dans un temps
de terreur elles doivent être plus fréquentes. Mais est-il
certain que, durant l'épidémie, elles soient dues au choléra
plutôt qu'à d'autres causes ? Je sais bien qu'on a dit qu'il y
avait eu des choléras mortels sans vomissemens ni diarrhée.

Mais alors, qu'est-ce donc que le choléra ? Est-il possible de définir autrement que par ses symptômes une maladie qui n'offre point de lésion organique particulière. Deux faits tout récens me confirment dans cette manière de voir. Un charpentier, rue Turcie - Saint - Laurent , n° 8, rentre chez lui, s'assied et tombe à la renverse ; appelé de suite, je ne lui trouve plus de pouls, et je ne peux en obtenir aucune parole. Un débardeur, rue du Cours-aux-Anes , n° 5 , se réveille la tête pesante, va à son ouvrage, et tombe sur le pavé. On le porte dans son lit, son pouls est lent, il ne parle plus. Des synapismes , des sangsues , quelques purgatifs , obtinrent de promptes guérisons. Mais qu'une épidémie de choléra eût régné , que ces hommes eussent été atterrés par la douleur de voir la mort à chaque porte , qu'ils eussent été terrifiés par la certitude qu'ils allaient mourir , quel qu'eût été le traitement, ils auraient probablement succombé, et à peine si quelqu'un aurait mis en doute qu'ils eussent été frappés d'un choléra foudroyant sans prodrômes.

TRAITEMENT DE LA DIARRHÉE.

Si , d'une part, il est vrai que la diarrhée soit un prodrôme aussi constant qu'aucun autre phénomène physiologique ; il ne l'est pas moins qu'un moyen existe d'arrêter cette diarrhée. Ceux qui savent tout d'avance connaissaient sans doute ce moyen ; quant à moi, voici comment il m'est venu dans l'idée de l'employer.

Dans la dysenterie meurtrière que nous avons eue dans l'automne de 1831 , j'avais obtenu les succès les plus marqués du traitement préconisé par feu M. Latour. La fille Ch..., âgée de dix-neuf ans , rue du Cheval-Rouge , qui, depuis vingt-quatre heures, avait eu plus de soixante selles douloureuses et sanguinolentes , put s'endormir après avoir pris un grain d'extrait gommeux d'opium dans un quart de lavement à la décoction de têtes de pavots, et ne se réveilla que le lendemain, parfaitement guérie. D'un autre côté, j'avais été appelé, au mois de février 1832, pour l'enfant Alp., rue des Charretiers, âgé de cinq ans ; depuis cinq jours il vomissait tout ce qu'on lui donnait. Je prescrivis une petite dose d'opium dans une potion gommeuse, non-seulement elle fut supportée, mais bientôt il put prendre de la nourriture. Ces deux faits se représentèrent à mon souvenir à la vue du premier cholérique que j'eus à soigner, et un succès inespéré fixa le traitement dont j'ai tant à me féliciter. Je pourrais porter le défi de me citer quatre personnes qui soient mortes après avoir commencé à se soumettre à ce traitement, lorsque la diarrhée était encore simple. Souvent un premier quart de lavement a suffi ; souvent aussi il a fallu en recevoir un grand nombre, et quelquefois persévérer durant plusieurs jours, surtout lorsque la diarrhée était entretenue par des vers. En vain dirait-on que l'opium est dangereux, qu'il occasionne des congestions cérébrales, qu'il paralyse, momentanément au moins, le sphincter de l'anus : à forte dose, sans doute ; mais je ne le donne qu'à petite dose, que l'on ne réitère que si la précédente est rendue. Le malade éprouve bien quelque malaise après que la diarrhée est arrêtée ; mais je pense qu'il faut l'attribuer à la suppression d'une évacuation abondante, plutôt qu'au médicament qui la supprime. Au reste, ce malaise se dissipe promptement ; et un simple malaise est-il à mettre en comparaison avec les résultats terribles du choléra-morbus. Les faits sont au-dessus de tous les raisonnemens ; j'ai employé le laudanum en lavement plus de quatre mille fois ; trois fois sur moi-même, et jamais je n'en ai vu résulter d'accidens. Voilà la vérité.

Je donnais l'opium dans des quarts de lavement à la dose d'un septième de grain à un grain, gardés et réitérés de façon que le malade fût toujours sous son influence. Si cette médication était connue, je suis étonné de la diversité des traitemens d'abord en usage. Lorsqu'on a trouvé un bon moyen on n'en cherche pas d'autre. Contre l'intermittence on n'emploie guère que le quinquina.

Cependant l'insouciance de la plupart des gens que j'avais à soigner (1), et souvent le manque d'intelligence pour s'administrer les remèdes, laissait encore à désirer un moyen d'amortir la violence de l'épidémie dans certaines maisons. Contagioniste ou non, personne ne niera qu'il n'en soit de cette maladie comme de l'angine couenneuse, de la petite-vérole, etc., auxquels sont très-exposées les personnes qui habitent les maisons où ces affections existent. « Lorsque cette maladie, dit Broussais en parlant du cholé- « ra, se déclare dans une maison, elle affecte presque tou- « jours plusieurs personnes ; je n'ai pas même d'exemple « qu'elle se soit bornée à un seul individu dans une même « maison. » La suite de ce mémoire, qui n'aurait aucun mé- rite sans l'exactitude des faits, mettra hors de doute qu'il n'en est plus ainsi lorsqu'on fait usage du charbon de terre.

---

(1) J'avais accepté, au commencement de l'épidémie, la place, devenue vacante, de médecin des pauvres d'une paroisse qui en compte près de 2,000.

Usage de Charbon de terre.

Je ne suis point allé à Paris passer un jour ou deux
pour y étudier l'épidémie, espérant que je ne serais pas le
premier appelé à soigner un cholérique à Orléans, et que
je pourrais y profiter de l'expérience des autres. En effet,
deux étrangers fuyant Paris avaient déjà succombé à
l'Hôtel-Dieu, lorsque le 16 avril le choléra éclata, rue de
la Folie, n° 13 (1), dans la clientelle d'un praticien jus-
tement estimé. Le 22 déjà une cinquième personne venait
d'y expirer, lorsque je me présentai pour observer la maladie. Tous les habitans se regardaient comme voués à la
mort; plusieurs se réunirent autour de moi, se lamentant
et demandant conseil. Dans le désir de leur donner au
moins quelques instans d'espérance, je leur dis d'allumer
du charbon de terre. On en brûle beaucoup, ajoutai-je,
en Belgique, en Hollande et en Angleterre; il n'y a pas
encore eu de cholériques dans les deux premiers pays, et
dans l'autre il y en a peu. Cependant Londres est tout
aussi humide que Paris; il y a plus de misère et moins de

---

(1) Cette rue est éloignée de l'Hôtel-Dieu et de la route
de Paris; le premier atteint sortait peu; il était maladif
depuis long-temps, habitait, sur les bords de la Loire, un
taudis humide et infect.

sobriété (1). Il est vrai qu'on a dit que le thé était un pré-servatif; mais si on en consomme beaucoup dans tous ces pays, on en consomme encore davantage en Chine, où l'é-pidémie a fait d'horribles ravages.

1re *Observation.* Ma proposition est accueillie avec em-pressement. On va chercher du charbon de terre (charbon maréchal, houille grasse). Un fourneau est construit avec quelques pierres dans la cour, au milieu des bâtimens. Le feu est allumé et entretenu pendant vingt-quatre heures, Le lendemain, pas de nouveau malade; il n'y en a pas eu depuis dans cette population de quarante-quatre personnes entassées dans cette maison. C'est, dira-t-on, qu'aucun n'était apte à contracter la maladie; mais deux jeunes gens en avaient eu des atteintes, donc ils y étaient aptes ; je dirai plus, ce fait même les y prédisposait. Toutefois je ne donnai point en ce moment à cette observation toute l'importance que je crois maintenant qu'elle méritait. On avait bouché des latrines infectes, et je voulus bien accorder à cette circonstance ou au hasard l'honneur du succès (2).

______

(1) Pour mieux convaincre j'aurais dit encore, si je l'avais su, que dans deux fabriques importantes de char-bon animal, près de Paris, aucun des employés ne fut gravement atteint du choléra, tandis que trois de leurs femmes, demeurant hors des ateliers, y succombèrent. M. le professeur Payen, savant très-distingué, pense que cette différence est due au charbon très-divisé que respi-raient les premiers. MM. Veyrat, à Varsovie, Biet et Guenau de Mussy, à Paris, ont fait usage à l'intérieur de poudre de charbon avec un avantage assez peu décidé, car ils y ont renoncé.

(2) On avait aussi répandu du chlore, mais on sait à n'en pas douter que cet agent est sans action sur la cause spécifique du choléra. Dans une fabrique de chlore,

2ᵉ *Observation*. Aussi, lorsque, dans les premiers jours de mai, le choléra sévissait, rue du Cours-aux-Anes, nᵒˢ 15 et 17, où les latrines débordaient et répandaient l'infection, je donnai, mais sans conviction de son utilité, le conseil d'allumer du charbon de terre. Les cours de ces deux maisons sont très-allongées, et ressemblent à deux allées séparées par un mur ; un des locataires se procura du charbon de terre, je ne sais de quelle espèce, et en alluma devant sa porte; mais, vu la disposition de la cour, il en était incommodé, et le reste de la maison n'en éprouvait rien. Le feu d'ailleurs ne fut pas entretenu trois heures. On conçoit donc très-bien que la marche de l'épidémie n'en ait pas été modifiée.

à Paris, qui occupait 178 ouvriers, 70 ont été atteints du choléra.

Je ne cacherai pas que je crois les émanations des latrines favorables au développement du choléra, comme au reste toutes les causes de diarrhée. Mes notes me rappellent onze maisons où elles se faisaient sentir, et qui m'ont offert, sur un très-grand nombre de malades, 38 choléras graves et 28 morts. Dans plusieurs le choléra n'a point reparu depuis que les latrines ont été vidées. Deux vidangeurs, dont les chambres gardaient l'odeur du métier, n'ont pas même été indisposés; mais l'un a perdu sa femme et son enfant, et l'autre a vu la sienne *cadavérisée*. Celle-ci, âgée de 30 ans, était, au second jour du choléra, dans un état bien incertain ; lasse de la glace et des sirops que je lui donnais, elle demande avec instance du vin; son mari d'en verser, elle d'en boire et vomir huit pintes en un jour. Une gastrite intense s'en est suivie, mais elle est guérie. Cette observation, quoique étrangère à mon sujet, me paraît assez curieuse pour trouver place ici.

3ᵉ, 4ᵉ, 5ᵉ, 6ᵉ *Observations.* Cependant elle faisait des progrès croissans dans le quartier. Persuadé que c'était l'occasion d'appliquer l'axiome, *meliùs est anceps quàm nullum remedium experiri*, le 8 mai j'envoyai chercher du même charbon de terre qui m'avait réussi, et j'en fis brûler de la même manière dans les cours des maisons nᵒˢ 2, 4, 6 et 8, de la rue des Anges, qui avaient déjà fourni neuf victimes au choléra; plusieurs en étaient pris, l'un depuis la veille, l'autre depuis le matin même. Il y avait encore quatre-vingt-huit habitans. On entretint grand feu toute la journée, malgré ma recommandation de faire petit feu, mais feu qui dure; il ne resta plus de charbon pour la nuit. Il n'y avait pas eu de cholérique nouveau pendant la combustion, la nuit, le jour, et la nuit suivante, quatre individus furent successivement atteints dans les maisons nᵒˢ 4 et 6, beaucoup d'autres eurent la diarrhée. Je trouvai cette contre-épreuve suffisante, et je n'hésitai plus à faire allumer et entretenir durant plusieurs fois vingt-quatre heures de petits feux de charbon dans les différentes cours, jusqu'à ce que les malades fussent en pleine convalescence, et pendant trois mois il n'y a pas eu de nouveau choléra, à moins que l'on ne veuille donner cette dénomination à une simple diarrhée, car je conviens qu'il y en a eu plusieurs, entre autres chez un nommé Joly, qui a été porté sur le registre des cholériques; ce qui me procura la gloire de guérir un *cholérique* avec deux ou trois quarts de lavemens laudanisés, car cet homme, qui du reste était revenu d'une tournée en Beauce avec cette diarrhée, eut la bizarrerie de m'attendre jusqu'au lendemain, dans la crainte d'être *empoisonné* par la prescription de mon confrère, qu'il ne connaissait pas.

7ᵉ *Observation.* Le 7 août, une mendiante de la maison

n° 4, occupée par trente-neuf habitans, fut encore atteinte du choléra ; je la fis transporter à l'hospice des
cholériques ; on alluma du charbon de terre devant sa
porte, et tout s'arrêta là.

L'expérience fut répétée.

8ᵉ *Observation.* Le 13 mai, rue Creuse, n° 12,
vingt-cinq habitans. Deux personnes atteintes le 9 mai
étaient mortes ; une troisième venait d'être violemment
attaquée.

9ᵉ *Observation.* Le même jour, dans une cour qui est entre
les maisons n° 1, rue du Pont-de-Cé, et n° 4, rue de
l'Écu-d'Or, où il y avait deux cholériques, l'un depuis
deux jours et l'autre depuis quelques heures.

10ᵉ *Observation.* Le 14, rue St-Laurent, n° 11, quinze
habitans. Il y avait eu trois choléras complets, le 4, le 9
et le 10, dont deux restaient en traitement, plusieurs
avaient la diarrhée.

11ᵈ *Observation.* Le même jour, rue du Canon, n° 7,
cinq habitans. Un homme avait été frappé le 12 d'un
choléra mortel, sa femme et une voisine éprouvaient des
symptômes alarmans.

Dans toutes ces maisons, combustion tant que les symptômes cholériques persistent, toujours succès complet.

12ᵉ *Observation.* Le 18, rue du Canon, n° 9, huit habitans. Il s'offre un second cholérique, il est porté à
l'hospice ; même moyen durant un demi jour ; même
succès.

13ᵉ *Observation.* Le même jour, 18 mai, dans une
maison où trois personnes avaient eu le choléra, le 11, le
12 et le 13, l'épidémie faisait sentir sur un enfant de cinq
ou six ans son influence d'une manière peu équivoque ;
j'avais conseillé d'allumer du charbon de terre dans une
cour spacieuse ; mais un confrère qui vint après moi s'em-

parer de mon malade, le trouvant, à sa seconde visite, très-assoupi, voulut y voir une asphyxie produite par le charbon de terre, et se hâta d'éteindre le feu. Il avait fait prendre en lavement *un demi-gros* de laudanum; le dévoiement fut arrêté d'emblée, et l'enfant guérit sans avoir été cyanosé. L'expérience n'a pas été continuée; cependant il n'y a pas eu d'autre malade. Je regarde ce fait comme insignifiant, ainsi que le suivant, je n'en parle que pour n'en omettre aucun de ceux que je connais.

14ᵉ et 15ᵉ *Observations*. Rue du Héron, nᵒˢ 10 et 14, les cours n'ayant pas plus de huit à dix pieds carrés, la fumée incommodait les habitans; le feu ne fut pas entretenu. Le choléra n'eut pas de suite dans l'une de ces maisons, il continua dans l'autre.

16ᵉ et 17ᵉ *Observations*. Le 23 mai, rue Creuse, nᵒ 16 (cinquante habitans pauvres); une mendiante venait de mourir; combustion de charbon de terre pendant vingt-quatre heures, extinction de l'épidémie jusqu'au 4 juin. Récidive alors chez une autre mendiante; combustion de charbon; pas d'autre malade jusqu'au 25, époque où la maison fut démolie.

18ᵉ *Observation*. Le 28 mai, rue de l'Arche-de-Noé, nᵒ 2 bis (quatorze habitans); une nourrice avait donné les derniers soins à sa mère décédée dans une autre maison; elle éprouve bientôt de la diarrhée; puis, au bout de deux jours, des vomissemens et même quelques crampes; son nourrisson, maladif depuis long-temps, est atteint et meurt. Le père et une voisine ont à leur tour un choléra complet. Dans une autre chambre, sur le même palier, une mère et son enfant ont la diarrhée; je fais allumer du charbon de terre avec le consentement de tous les locataires; le feu est entretenu deux fois vingt-quatre heures; pendant ce temps l'état sanitaire de la maison se maintint au même degré; ceux qui avaient la diarrhée la conservaient, parce que, malgré mes instances, ils ne faisaient rien pour la guérir; mais leur état ne s'était pas aggravé, lorsque, par je ne sais quels conseils, le principal locataire, dont un autre que moi avait la confiance (1), craint que sa santé n'en soit compromise. On éteignit donc le feu. Eh bien! le 1er juillet, l'état des malades est empiré; des deux qui avaient la diarrhée, l'un a le choléra jusqu'aux vomissemens, et l'autre jusqu'à la mort. Une autre personne fut prise de diarrhée ce même jour.

19e *Observation.* Cédant aux instances des malades, je donnai encore un bon pour du charbon de terre, qui fut brûlé dans les cheminées. Je ne sais s'il compterait autant de succès de cette manière; il n'y a pas eu de choléra.

20e *Observation.* J'en fis brûler également dans la chambre d'un nommé Chevalier, rue de l'Ange, n° 7. Le 15 juin sa fille était morte, et il l'avait suivie de près. Il restait dans la chambre trois personnes qui continuèrent à s'y bien porter jusqu'à la St-Jean, époque où elles délogèrent.

---

(1) Quelques personnes ont pensé que le genièvre valait bien mieux que le charbon de terre. Dans l'idée qu'il est aussi utile pour la science de faire connaître les observations contraires que celles qui sont favorables à un agent recommandé, je citerai, relativement à la combustion de cet aromate, un fait que le hasard m'a offert. Rue du Pommier, n° 1, une personne meurt du choléra; on brûle pendant plusieurs jours du genièvre dans une cour assez bien disposée pour que toute la maison s'en ressente. Une habitante de la maison, qui en faisait commerce, ne cessait d'en vanter les belles propriétés, et en brûlait chaque jour dans sa chambre, fut précisément celle que le choléra choisit pour seconde victime, environ huit jours après la première.

21ᵉ *Observation*. Le 6 juin, rue de la Charpenterie, n° 22 (treize habitans), un homme pris d'un choléra mortel est porté de suite à la Croix. Je donne à quelques habitans de la maison, inquiets de leur sort, le conseil de brûler du charbon de terre dans la cour; ils le firent durant deux jours. Il n'y a pas eu d'autre cholérique dans cette maison. Y en aurait-il eu sans cela, dira-t-on? Ce que je sais, c'est qu'une domestique de cette maison était bien disposée à contracter le mal, puisque, ayant été dans son pays, quelques jours après, donner des soins à ses parens malades du choléra, elle en fut elle-même atteinte et mourut.

22ᵉ *Observation*. Le 14 juin, dans l'impasse de la rue Rose (vingt et un habitans), les latrines répandaient une odeur infecte; j'avais inutilement sollicité le propriétaire de les faire vider. Le 12 il a le choléra, le 13 il meurt. Il n'était pas encore en terre, que déjà sa femme, qui lui avait donné les soins les plus assidus, avait un choléra violent. Dès lors, combustion de charbon de terre sans discontinuer durant trois jours, jusqu'à ce que le corps ait été enlevé. Le lendemain de sa mort on vint me chercher pour son fils atteint à son tour. J'y allai, mais il demeurait ailleurs depuis la maladie de son père; il était chez un oncle, rue du Cours-aux-Anes, n° 3. Du reste, cet enfant de douze ans m'offrit encore un exemple de la facilité avec laquelle un choléra, avec des symptômes déjà graves, peut quelquefois être arrêté tout-à-coup par des opiacés à petite dose en potion et en lavement.

23ᵉ *Observation*. Cependant il y eut encore, au bout de deux mois, un cholérique dans cette maison toujours infectée par l'odeur des latrines. Je fis brûler du charbon de terre, les latrines furent vidées, et le choléra n'y reparut plus.

24ᵉ *Observation*. Le 1ᵉʳ juillet, un enfant de dix-huit mois meurt du choléra, rue Turcie-St-Laurent, n° 14, sept personnes de la maison sont prises le même jour de diarrhée, la mère et la tante, qui avaient gardé le malade, et cinq autres qui n'étaient point entrées dans sa chambre. Du charbon de terre est allumé pendant vingt-quatre heures ; non-seulement aucun malade n'a eu de crampes et n'est mort, mais depuis il n'y a pas eu de cholérique dans cette maison, occupée par environ vingt personnes.

25e *Observation.* Le 16 août, rue Creuse, n° 6 (cinq habitans), un choléra mortel.

26e *Observation.* Le 16 août, rue Turcie St-Laurent, n° 12 (six habitans), un choléra mortel.

27e *Observation.* Le 21 *id.*, rue Creuse, n° 11 (vingt et un habitans), un choléra intense, crampes, cyanose.

28e *Observation.* Le 21, rue du Canon, n° 10 (neuf habitans), un choléra intense, crampes, cyanose.

29e *Observation.* Le 28, rue du Cours-aux-Anes, n° 11 (dix-sept habitans), un choléra mortel.

30e *Observation.* Le 17 septembre, rue Croix-par-Dieu, n° 10 (neuf habitans), un choléra intense, crampes, cyanose.

31e *Observation.* Le 2 septembre, rue de Recouvrance, n° 8 (sept habitans), un choléra intense. Dans toutes ces maisons il n'y a pas eu de cholérique autre que celui qui avait motivé l'emploi du charbon de terre.

Voici quelques faits qui au premier abord peuvent sembler peu favorables au charbon de terre, et qui pourtant, lorsqu'on y réfléchit, non-seulement ne sont point contraires à son emploi, mais sont peut-être les meilleures preuves de son influence salutaire.

32e *Observation.* Je fus appelé le 20 août, vers une heure du soir, pour la femme d'un serrurier, rue de la Grange-au-Diable, n° 1. Je m'y rendis d'autant plus promptement que la profession annoncée piqua ma curiosité. La chambre de la malade n'était séparée de la forge que par une cloison vitrée dans laquelle s'ouvrait la porte. Cette femme, âgée d'environ trente ans, me raconta que le dévoiement l'avait prise le vendredi 17 août, mais qu'il n'était devenu inquiétant que le dimanche, et avait continué avec intensité jusqu'à ce moment. Cependant, alors, elle n'avait pas eu de crampes ni même de vomissemens; mais elle était fort effrayée, et avait envoyé chercher son confesseur en même temps que moi. A peine étais-je sorti que celui-ci entra, puis le médecin ordinaire vint après reprendre sa cliente. Le choléra fut complet avant qu'elle eût commencé à se soigner. Ce qui est bien remarquable, c'est qu'on n'avait point allumé la forge depuis le samedi soir, sauf le dimanche matin pendant un quart-d'heure, et que c'est dans le courant de cette journée seulement que la diarrhée prit de l'intensité, et le lundi soir que survinrent les vomissemens, les crampes, etc. Cette observation prouve donc tout simplement qu'on peut avoir la *diarrhée* dans une chambre où l'on brûle du charbon de terre.

33ᵉ *Observation*. Rue du Canon, nᵒ 3, une femme âgée de soixante-dix-neuf ans, atteinte du choléra, reçoit les soins de son mari; mendiant octogénaire. Ce vieillard était si débile, que pendant que je soignais sa femme je lui avais demandé s'il était malade. J'avais fait allumer du charbon de terre dont on devait entretenir la combustion jusqu'après l'enlèvement du corps de la défunte. Par malheur une averse l'éteignit vers une heure du matin. A six heures le vieillard fut pris d'une diarrhée abondante qui l'abattit rapidement. Il n'eut point de crampes, ne vomit point, supporta même bien du bouillon, cependant je le trouvai mort le lendemain matin. Quoique je n'aie point attribué cette mort au choléra, mais plutôt à la débilité occasionnée par l'âge, la misère, les veilles et le chagrin, j'ai fait continuer la combustion du charbon, et il n'y a pas eu d'autre malade parmi les onze habitans de la maison.

34ᵉ *Observation.* Le 23 août, rue Creuse, n° 18, la femme Porthault offrait un choléra complet. On allume du charbon de terre dans une cour étroite, au bout d'une longue allée. La chambre où logeait la famille s'ouvrait à l'entrée de cette allée, et n'avait jour sur la cour que par une petite fenêtre qui, je crois, était condamnée. La malade succombe le 24; son mari, qui l'aimait tendrement, et lui avait prodigué ses soins, est pris de diarrhée ce jour-là à six heures du matin. Je lui prescris de se mettre au lit et de prendre des lavemens. Au lieu de suivre ma prescription il va, par un temps humide, au bureau des pompes funèbres, et dans d'autres endroits pour affaires de famille, et ne rentre qu'au bout de quelques heures, éprouvant des crampes et des envies de vomir. En admettant que la diarrhée soit survenue ici sous l'influence du charbon de terre, il est du moins certain que le choléra ne s'y est pas complété. J'ai tout lieu de penser que le sujet de cette observation en aurait été quitte pour la diarrhée, s'il avait suivi mes conseils; du reste il paraît que cette famille présentait des dispositions très-favorables au choléra; car un fils et une fille de dix-huit à vingt ans ressentaient quelques jours après des attaques très-fortes du mal, chez les maîtres où ils travaillaient; ils étaient venus voir leurs parens malades et avaient suivi leur convoi.

35ᵉ *Observation.* Le 23 août, rue Grison, n° 9 (douze habitans). A la suite d'une diarrhée entretenue par un tænia que quelques jours plus tard une potion d'huile de ricin fit rendre tout entier, un enfant Delcour offre les symptômes du choléra; sa mère (1) en est atteinte et me

____

(1) Cette femme, âgée de 25 ans, m'offrit dans la période

fait demander ; quelques instans avant mon arrivée, un nommé Joseph, âgé de vingt et un ans, était rentré éprouvant diarrhée et vomissemens. Je n'étais pas encore sorti que le père de ce jeune homme revient, se met au lit et meurt dans la soirée ; du charbon de terre est allumé plusieurs jours de suite, et il n'y a pas eu d'autre malade dans cette maison.

36ᵉ *Observation.* Le 1ᵉʳ septembre j'étais allé voir, rue du Puits-de-Linière, nᵒ 8, un maçon qui s'était donné une entorse en travaillant dans l'église de Recouvrance ; je trouvai la maîtresse de la maison au désespoir ; elle logeait quarante et un maçons ; trois avaient eu le choléra la veille, seize avaient la diarrhée, et tous voulaient partir. Deux des cholériques étaient à l'hospice, le troisième était confié à M. le docteur Payen ; quelques maçons me reconnurent pour avoir déjà donné des soins à plusieurs de leurs camarades. Je fus consulté, on fit même des instances pour que je donnasse mes conseils au malade de mon confrère ; je crus devoir m'y refuser, mais je me

---

algide un phénomène qui paraît avoir échappé à plusieurs, et qui pourtant n'est pas rare. Chaque fois que je faisais faire un profond soupir, le pouls se dilatait d'une manière très-sensible, tout comme lorsqu'on fait respirer du protoxide d'azote. Aussi n'est-ce pas sans étonnement que j'ai entendu M. le rapporteur de la commission nommée pour apprécier cet agent lui attribuer, pour tout avantage, la propriété de dilater le pouls 19 fois sur 35. J'avoue que j'attendais davantage de ce spécifique héroïque, dont la découverte importante devait faire époque dans l'art de guérir, pour me servir des expressions du correspondant de la *Gazette médicale.* (Voir le nᵒ de ce journal du 15 mai 1832.)

chargeai volontiers des autres malades restans, au nombre de cinq. J'assurai qu'il n'y aurait pas de nouveau cholérique, si l'on voulait bien suivre mes conseils, et telle est la confiance que j'ai dans mes moyens préservatifs, que je proposai à la maîtresse de la maison de parier six cents francs contre cent fr. qu'il n'y aurait plus de choléra chez elle. En effet, tous mes malades guérirent promptement, et sur les douze autres personnes qui n'avaient pas fui, une garde seulement, après plusieurs veilles, me dit un matin qu'elle avait le dévoiement. Elle prit un quart de lavement à la décoction de têtes de pavots avec quelques gouttes de laudanum, et tout s'arrêta là. Cependant cette maison avait pendant trois jours subi la présence d'un choléra suivi de mort.

37ᵉ *Observation.* Le 1ᵉʳ septembre, rue Grison, n° 11, (vingt-deux habitans), du charbon de terre fut allumé durant un ou deux jours, mais non jusqu'à ce que le corps de la veuve Joly eût été enlevé. Il n'y a pas eu de cholérique nouveau; mais il est juste de dire que l'épidémie s'éteignait dans cette rue.

38ᵉ *Observation.* M. le docteur Lepage m'a dit avoir fait usage du charbon de terre dans une maison où étaient mortes successivement sept ou huit personnes, et que depuis l'épidémie y avait cessé. Je regrette qu'il n'ait pas continué.

Je pourrais encore citer beaucoup de personnes très-recommandables d'Orléans, qui, ayant eu connaissance du succès de mes expériences, ont brûlé du charbon de terre, lorsque le voisinage d'un cholérique leur inspirait des craintes; je n'ai ouï dire qu'aucune ait eu à regretter ses frais.

RÉSUMÉ.

Aucun de ces faits , que je n'ai point choisis , mais que j'ai tous acceptés tels qu'ils se sont offerts à mon obser vation, n'a été contraire au charbon de terre.

1° Lorsque son efficacité a été mise à l'épreuve , vingt fois il y avait eu plusieurs cholériques , en général gravement affectés , puisqu'il en est mort environ quarante-huit à domicile ou à l'hospice. (Observations 1ʳᵉ , 2ᵉ , 3ᵉ , 4ᵉ , 5ᵉ , 6ᵉ , 8ᵉ , 9ᵉ , 10ᵉ , 11ᵉ , 12ᵉ , 13ᵉ , 14ᵉ , 15ᵉ , 18ᵉ , 20ᵉ , 22ᵉ , 35ᵉ , 36ᵉ , 58ᵉ.) Quatorze fois il n'y avait eu qu'un seul choléra mortel dans neuf cas. (Observations 7ᵉ , 16ᵉ , 17ᵉ , 21ᵉ , 23ᵉ , 24ᵉ , 25ᵉ , 26ᵉ , 27ᵉ , 28ᵉ , 29ᵉ , 30ᵉ , 31ᵉ , 33ᵉ.)

2° Des circonstances indépendantes de ma volonté ayant empêché onze fois de continuer la combustion aussi longtemps qu'il était rationnellement indiqué, c'est-à-dire jusqu'à ce que les signes de choléra eussent disparu de la maison , soit par la convalescence des cholériques , dont la présence avait motivé la combustion , soit par l'enlèvement du cadavre , j'en ai retiré les avantages de contreépreuves. Dans sept cas (observations 2ᵉ , 4ᵉ , 5ᵉ , 15ᵉ , 18ᵉ , 32ᵉ , 34ᵉ) sur onze, l'épidémie, après avoir été suspendue pendant l'usage du charbon, reprit avec plus ou moins de force, tandis que toutes les fois que l'expérience a été complète le choléra a disparu de la maison où elle avait été faite, pour toujours , à trois exceptions près (observations 16ᵉ , 22ᵉ , 7ᵉ), où il se manifesta de nouveau après douze jours , après deux et trois mois.

J'ai toujours répété l'expérience de la même manière, et avec le même charbon qui m'avait réussi la première fois; c'est la houille grasse, le charbon-maréchal, qui répand en brûlant une odeur aromatique agréable.

J'ai fait entretenir un ou plusieurs petits feux dans les cours, selon leur grandeur.

J'ignore si une combustion rapide aurait le même succès, si l'on réussirait en brûlant le charbon dans les cheminées. A ma connaissance on en a brûlé dans quatre chambres où il y avait des cholériques. Deux de ces observations (19ᵉ et 20ᵉ) ont été citées; dans aucun cas il n'y a eu de choléra ultérieur; mais on conçoit qu'il y avait peu d'autres personnes que les malades. D'ailleurs, il ne serait pas économique de faire des feux dans toutes les cheminées, au lieu d'un seul dans la cour pour toute la maison. Delpech rapporte, dans la relation de son voyage en Angleterre, je ne veux rien dissimuler, qu'à North-Shelds, une rue où l'on brûle du charbon de terre dans toutes les cheminées a été très-maltraitée. Il ajoute que les maisons sont construites sur le penchant d'un coteau, et n'ont d'ouverture que du côté du fleuve. On conçoit que les habitans de pareilles tanières ne sont pas bien à leur aise, et l'on pourrait en conclure que l'espèce de houille que l'on y brûle n'est pas dans les cheminées un préservatif à toute épreuve.

C'est surtout durant la nuit que je recommande de bien entretenir la combustion, me fondant sur l'observation que les miasmes en général ont alors plus d'influence, et sur la remarque de quelques médecins, que le choléra se déclare plus souvent la nuit que le jour.

Il m'est démontré qu'il est indispensable de continuer jusqu'à ce qu'il n'y ait plus de signes de choléra dans les maisons.

Comment le charbon de terre agit-il, m'a-t-on souvent demandé?

Felix qui potuit rerum cognoscere causas ! ! !

Quant à moi, je l'ignore.

Delpech, dans l'ouvrage cité plus haut, dit que la fumée de charbon enveloppe l'Angleterre de nuages si épais que rien n'y peut échapper. Quoiqu'il y ait eu dans cette île incomparablement moins de malades que chez nous (1) , il semblerait que ce n'est point la vapeur du charbon , mais quelque autre circonstance de sa combustion qui neutralise l'influence épidémique.

On a dit que l'hydrogène sulfuré avait cette propriété; mais s'il s'en dégage dans la combustion de certains charbons , il s'en dégage abondamment des latrines , et certes, on a vu que j'ai de fortes raisons pour ne pas regarder leur odeur comme un préservatif.

S'il est vrai qu'après deux batailles sanglantes le choléra ait cessé pour quelques jours dans les armées russe et polonaise; que les passages de Paris , éclairés par le gaz - hydrogène carboné , aient été préservés, on serait conduit à croire que l'élément prophylactique est cet hydrogène carboné qui se dégage dans la combustion lente de la houille grasse et dans celle de la poudre à canon.

Pour conclusion je répondrai à l'objection qu'on ne manquerait pas de faire, qu'il est mort beaucoup de monde dans la paroisse, dont les quatre cinquièmes au moins ont été confiés à mes soins. Je pourrais me contenter de dire qu'il en est mort aussi de la petite-vérole, sur une vingtaine qui ont eu cette affection l'automne dernier , sans qu'on doive en accuser ni moi ni le vaccin. Je sollicitais une femme de me laisser vacciner ses petits enfans. « Vous avez *sauvé*, me répondit-elle , mon fils , ma fille , mon petit-fils , je vous les *sacrifierais*, vous les vaccineriez si j'étais la maîtresse; mais c'est mon gendre qui est le maître, et il ne le veut pas. » Je suis parvenu à en vacciner une centaine, et il n'arrive pas le moindre mal à ceux qui m'ont été *sacrifiés*, qu'on ne s'en prenne au vaccin. Fait-on ce qu'on veut avec des gens qui parlent ainsi? Cette

---

(1) Paris perdit 18,000 habitans en un mois. Londres, plus peuplée d'un tiers, seulement 6,000 en trois mois.

paroisse de Recouvrance, située le long de la Loire, est la plus populeuse d'Orléans; les deux tiers de ses habitans vont dans les bureaux de charité. Lors de l'invasion, l'épidémie s'y propagea avec la rapidité du feu dans l'étoupe. Les trois quarts de mes nouveaux malades ne me connaissaient pas, et il régnait ici, comme dans d'autres pays, des préventions dont les réputations les mieux établies ne mettaient pas à couvert. Ce n'est d'ailleurs que vers la moitié du mois de mai que j'ai commencé à prendre confiance dans l'utilité du charbon de terre, et que j'en ai fait demander aux frais de l'administration. Pour juger par le résultat les moyens que j'ai employés, il faut donc diviser la durée de l'épidémie en deux périodes : la première sera du 21 avril, jour de l'invasion dans cette paroisse, jusqu'au 17 mai, et la seconde, durant laquelle il y a presque toujours eu des malades et une recrudescence terrible, qui a sévi sur toute la ville, où l'on a compté jusqu'à cent vingt-deux décès en une semaine, sera depuis cette date jusqu'au 10 novembre, où l'épidémie s'est éteinte à l'hôpital général. D'après les tableaux statistiques de M. Dusaultoir, commissaire de police, qui a bien voulu me les communiquer, il y a eu dans les premiers vingt-cinq jours soixante-huit choléras suivis de mort, et dans les six mois suivans trente-cinq seulement, dont dix ont été soignés par d'autres, sept à domicile et trois à l'hospice. Dans les vingt-cinq soumis à mon traitement, sont compris plusieurs individus qui ont eu, à la vérité, quelques symptômes légers du choléra, mais qui ont certainement succombé à des complications, ainsi Langlois, cité dans l'observation 33ᵉ.

Puisse l'expérience confirmer ailleurs ces résultats, et mes confrères trouver enfin une sécurité mieux fondée que celle qu'ils ont puisée si long-temps dans le stoïcisme de leur âme!

FIN.